Signos de

Deficiencia de Vitamina

B12

Quién está en riesgo – Por qué – Qué se puede hacer

Joyce Zborower, M.A.

Traducido por M. Angelica Brunell S.

Pare ver todos los libros de Joyce Zborower
Haga Click Aquí

iSBN: 1494201755
ISBN – 13: 978-1494201753

Contenidos

Signos de Deficiencia de Vitamina B12
Quién está en riesgo – Por qué – Qué se puede hacer

¿Qué es la vitamina B?

Las vitaminas son macronutrientes (macro = grande; nutriente = una sustancia básica para la vida). El principal método para conseguir vitamina B es ingiriendo alimentos. Las vitaminas también se producen sintéticamente en el laboratorio. El ingerir vitaminas hechas por el hombre cuando las vitaminas del alimento son insuficientes o el cuerpo no puede absorberlas, es otra manera de proporcionar al cuerpo lo que necesita para mantener la salud y un funcionamiento apropiado.

La vitamina B es un complejo compuesto de 5 macronutrientes diferentes, pero relacionados, que el cuerpo utiliza para sus reacciones químicas. Estas reacciones químicas producen proteínas que se emplean en construir los músculos. También el complejo B se usa para transformar las grasas y los carbohidratos en energía.

Las 5 vitaminas B se llaman:
B_1 (tiamina) ayuda al metabolismo de los carbohidratos
B_2 (riboflavina) que actúa como aceptor del hidrógeno y es un componente de las aminoácido oxidasas

B_5 (ácido pantoténico) el cual funciona como coenzima y está involucrado en la síntesis de esteroides y de la proteína hemo de la hemoglobina

B_6 (piridoxina) que está involucrada en el metabolismo de los aminoácidos y en varios procesos de conversión.

B_{12} (cianocobalamina) que funciona como una coenzima en todas las células, pero es particularmente importante en el tracto intestinal, el sistema nervioso y la médula de los huesos, y es esencial para algunos procesos de síntesis.

Hay dos clases de vitaminas: 1) liposolubles y 2) hidrosolubles. Las vitaminas B se clasifican como hidrosolubles. Esto significa que, para que las vitaminas B funcionen apropiadamente, deben estar disueltas en agua.

Esta propiedad de las vitaminas B tiene implicaciones especiales para la cocina. Por ejemplo, algunos alimentos – como los que contienen tiamina (verduras verdes de hoja) -- es mejor consumirlos crudos, ya que el calor rápidamente destruye la tiamina. Las otras vitaminas B son más estables al calor, y mantienen la mayor parte de su viabilidad cuando son cocinadas. Sin embargo, puesto que la vitamina B es soluble en agua, cuando Ud. cocina los alimentos en agua – como en las sopas, estofados, pollo o jamón hervido, etc. - debe beber el agua de cocción.

Hechos acerca de la vitamina B

Hay cinco vitaminas B:
B_1 = tiamina
B_2 = riboflavina
B_5 = ácido pantoténico
B_6 = pyridoxina
B_{12} = cianocobalamina

Las vitaminas B se clasifican como hidrosolubles. Una vitamina no puede reemplazar a otra debido a que cada vitamina tiene su función específica en el cuerpo. Muchas de las reacciones químicas corporales requieren de varias vitaminas diferentes, por lo que la carencia de una vitamina específica puede interferir con la actividad de las otras.

Todas las vitaminas B se pueden conseguir a través de distintos grupos de alimentos. Las dietas saludables que contienen las cantidades recomendadas de los cinco grupos de alimentos, proveen cantidades adecuadas de todas las vitaminas, excepto de la vitamina D, que se adquiere del contacto del sol sobre la piel desnuda. Los alimentos animales naturales (carne, pescado, aves) son excelentes fuentes de B_6 y B_{12}. El cuerpo necesita solo una pequeña cantidad de B_{12} para funcionar adecuadamente. Luego de ser ingerida, la vitamina es almacenada en el hígado para su uso posterior. La deficiencia de B_{12} es muy rara.

Hay cuatro grupos de personas que pueden tener deficiencia de viatamina B_{12}
1) Las personas que son vegetarianas estrictas y no comen alimentos animales

2) Las personas que no pueden absorberla, y por lo tanto, no la almacenan

3) Las personas de edad, que pueden tener dificultades de absorción

4) Las personas que sufren de ciertas enfermedades – enfermedad de Crohn, problemas al hígado, VIH, etc., que también pueden tener dificultades para absorberla.

Hay disponibles refuerzos vitáminicos de B_{12} en diferentes formas: píldoras, inyeccipnes, parches, gel o rociador nasal y tabletas sublinguales. Los suplementos sólo debieran usarse bajo la supervision de un profesional de la salud.

Excepto por la tiamina, que es rápidamente destruída por el calor, las vitaminas B son bastante estables y mantienen la mayor parte de su viabilidad al ser cocidas – lo que es bueno porque la mayor parte de los alimentos animales no se comen crudos . . . al menos en nuestra sociedad. Dos de las excepciones pueden ser el sushi y el sahimi, que se hacen de pescado crudo. Estos platos han sido parte de la cocina japonesa por siglos, pero sólo recientemente se han puesto de moda en Occidente. Otra excepción a la regla es el bistec crudo alemán al plato, con huevos, aceite y cebolla también crudos, que es común en algunas partes de Europa y Latinoamérica. Los huevos y los mariscos también se suelen comer crudos.

¿Para qué sirve la vitamina B?

El alimento que consume contiene vitaminas. Su cuerpo utiliza estas vitaminas en varias reacciones químicas que tienen el objeto de transformar una sustancia en otra, o facilitar varios procesos. Como se dijo, cada una de las diferentes vitaminas tiene una función específica y no se pueden sustituir mutuamente.

Para contestar a la pregunta de para qué sirve la vitamina B, tenemos que ver qué es lo que hace cada una de las cinco vitaminas B.

La tiamina (vitamina B_1) es una coenzima del metabolismo de los carbohidratos. Esto significa que cuando uno come azúcares simples o complejas, la B_1 lo ayuda a transformar esas azúcares en energía. La tiamina es sensible al calor, por lo que se destruye fácilmente al cocinarla. Esto implica que uno debería comer muchas verduras de hoja verde crudas, ya que los otros alimentos que contienen tiamina (carne magra, hígado, pescados, huevos, granos enteros y legumbres) generalmente se cocinan. Las excepciones son los platos japoneses de pescado crudo, los mariscos crudos, el crudo alemán de res, y los huevos crudos.

La riboflaviana (vitamina B_2) es una coenzima que actúa como aceptor del hidrógeno, y es también un componente de las aminoácido oxidasas. La deficiencia de vitamina B_2 es una de las más comunes deficiencias vitamínicas, a pesar de que la vitamina está ampliamente disponible en una variedad de alimentos diferentes. Los síntomas de deficiencia incluyen dermatitis; grietas en las comisuras de los labios; labios y lengua rojos y brillantes. La deficiencia produce problemas a la vista tales como vision borrosa y sensibilidad a la luz.

El ácido pantoténico (vitamina B_5) también funciona como una coenzima, ayudandp a producer acetil CoA a partir del ácido pirúvico, para la síntesis de los ácidos grasos. La B_5 también juega un papel en la sínteis de esteroides y del grupo hemo (pigmento rojo) de la hemoglobina, En los alimentos, se encuentra en "todas partes", lo cual es la razón de su nombre. Los síntomas de deficiencia de B_5 son vagos. Se sospecha que subyace a la neruropatía alcohólica.

Las reservas de priridoxina (vitamina B_6) en el cuerpo son muy limitadas. Trabaja con varias coenzimas y está involucrada en el metabolismo de los aminoácidos. Se require para la conversion del triptofano en niacina, para la degradación del glicógeno, para la formación de anticuerpos y hemoglobina, y para la degradación de la homocisteína. El exceso de esta vitamina causa dificultad en la marcha y daño neurológico, entre otras cosas. La deficiencia de vitamina B_6 produce irritabilidad nerviosa, convulsiones, debilidad, anemia, vómitos y dolor abdominal en los bebés. En los adultos, la deficiencia causa seborrea (glándulas sebáceas hiperactivas), lesiones alrededor de la boca y de los ojos, así como un mayor riesgo de enfermedad cardíaca.

La cianocolabanina (vitamina B_{12}) funciona como coenzima en todas las células, pero es especialmente importante en las del tracto gastrointestinal, sistema nervioso y médula ósea, donde ayuda a formar el ADN. La deficiencia de B_{12} puede resultar en anemia perniciosa, la que puede llevar a daño neurológico permanente. Excepto en el caso de los vegetarianos, la deficiencia generalmente es el resultado de la dificultad para asimilarla. Los lactantes hijos de madres vegetarianas están en alto riesgo de tener una deficiencia de vitamina B_{12}.

Beneficios del complejo B

Las vitaminas del complejo B tienen las siguientes funciones:
1) crear glóbulos rojos sanos, que transportan oxígeno
2) crear la envoltura protectora alrededor de las fibras nerviosas que se denomina vaina de mielina
3) actuar como coenzimas en distintos procesos químicos del cuerpo
4) ayudar a crear proteína y a convertir grasas y carbohidratos en energía

Obviamente, los beneficios de la vitamin B son muchos y variados. Miremos como afecta cada función la calidad de vida de la persona, y cómo la calidad de vida se resiente cuando hay deficiencia de las vitaminas del complejo B.

Crear glóbulos rojos sanos, que transportan oxígeno

Los glóbulos rojos se crean en la médula de los huesos y son responsables del transporte del oxígeno y los nutrientes a cada célula. Ellos son el alimento y la energía de las células. Las células hacen el trabajo del cuerpo. Cuando las células están obtenieno suficientes nutrientes y oxígeno para su trabajo, uno se siente bien, saludable y lleno/a de energía.

Cuando hay deficiencia de las vitaminas del complejo B, los glóbulos rojos no se desarrollan bien dentro de la médula de los huesos. Los eritrocitos (globulos rojos bebés) no se subdividen, sino que continúan creciendo. Los glóbulos rojos con un desarrollo deficiente no pueden transportar suficiento alimento y oxígeno al resto de las células del cuerpo. Por lo tanto, uno se siente cansado y débil. Uno puede dormir mucho, o no tener ganas de hacer nada.

El tener glóbulos rojos sanos le da a uno la energía para realizar su trabajo, así como para jugar y divertirse

Crear la vaina de mielina – la capa protectora alrededor de las fibras nerviosas.

Las fibras nerviosas son el sistema eléctrico del cuerpo. Como ocurre en el sistema eléctrico de una casa, la corriente eléctrica fluye por las fibras nerviosas para estimular los distintos músculos del cuerpo y producir el movimiento. Asimismo, al igual que los cables eléctricos de la casa, las fibras nerviosas requieren de aislamiento para que la corriete eléctrica no se escape y energice áreas que no debieran recibirla. La vaina de mielina actúa como el aislamiento de la fibra nerviosa.

Cuando hay deficiencia de las vitaminas B, el aislamiento de las fibras nerviosas no se desarrolla apropiadamente. Deja huecos por donde la corriente eléctrica se escapa y crea el caos. Puede producir contracciones musculares involuntarias o sensaciones de hormigueo en los pies y las manos. Esto puede llevar a sentirse avergonzado en las situaciones sociales, e incluso a una tendencia a evitarlas totalmente. Se puede producir daño neurógico irreversible por la deficiencia de las viraminas B

Actuar como coenzimas en reacciones químicas

Todo lo que el cuerpo es capaz de hacer o de crear es posibilitado por su capacidad de transformar una sustancia en otra a través de reacciones químicas. Esto sería imposible sin las vitaminas del complejo B debido a que son esenciales en muchas de estas transformaciones. Ellas son las que mantienen su organism vivo y funcionando.

Crear proteínas y convertir las grasas y los carbohidratos en energía.

El alimento que se consume se transforma en el combustible de nuestro cuerpo. El cuerpo convierte los aminoácidos en proteína, la cual luego utiliza para fabricar músculo. Los músculos son importantes por que son los que nos dan movimiento y fuerza.

La conversión de los carbohidratos y grasas en energía es lo que nos da resistencia muscular. Los carbohidratos que no se convierten en energía, se almacenan como grasa, lo que tiende a aumentar la inercia y a disminuir la resistencia.

Como puede ver, los beneficios de las vitaminas del complejo B son muchos y variados. Son absolutamente esenciales para sostener la vida.

Signos de deficiencia de B_{12}

La vitamina B_{12} es una vitamina esencial hidrosoluble del complejo B. Se dice que es un nutriente esencial porque el cuerpo debe adquirirla de fuentes externas, tales como los alimentos naturales o las vitaminas sintéticas, ya que nuestros cuerpos son incapaces de fabricarla por sí mismos. Nuestros cuerpos requieren de muy poca B_{12} para funcionar adecuadamente, por lo que una cantidad muy pequeña dura mucho tiempo. Por esas dos razones, los signos de deficiencia de B_{12} pueden tardar años en evidenciarse..

.

CUÁLES SON LAS FUENTES DE VITAMINA B_{12}

Fuentes animales primarias de B_{12} natural:
-- hígado de novillo
-- mariscos
-- carne de res
-- yogurt
-- leche
-- queso
-- cordero
-- cerdo
-- pollo

Fuentes vegetales primarias de B_{12} (inconsistentes)
-- todas las algas, pero especialmente el nori y la espirulina o algas azules. Otras algas ricas en B_{12} son el kelp o quelpo de la Patagonia, el wasake y el kombu.
-- la levadura
-- los alimentos fermentados (tempeh, miso, tofu)
-- algunas nueces

Fuentes fortificadas de: B_{12}
-- cereales de desayuno fortificados

Fuentes farmacéuticas de B_{12}:
1) cianocobalamina
2) metilcobalamina

CUÁL ES LA FUNCIÓN DE LA B_{12} EN EL CUERPO

1) Desarrolllo de los glóbulos rojos
2) Desarrollo de las células nerviosas, especialmente de la capa de mielina que rpdea las fibras nerviosas
3) Apoyo en la sínteis de proteínas y el procesamiento de los carbohidratos y las grasas

CUÁLES SON LOS SIGNOS DE LA DEFICIENCIA DE B_{12}:

1. glóbulos rojos grandes inmaduros
2. parálisis progresiva de los nervios y los músculos
3. lengua lisa
4. piel hipersensible

CONSECUENCIAS DE LA DEFICIENCIA DE B_{12}

La vitamina B_{12}: es necesaria para fabricar los glóbulos rojos y el ADN, y se encuentra en todo el material genético de las células. Va unida a la proteína de nuestros alimentos. El ácido estomacal separa la B_{12} de la proteína durante la digestióm. Una vez liberada, se combina con el factor intrínseco (una sustancia producida por el estómago), antes de ser absorbida por el torrente sanguíneo.

Una deficiencia de B_{12}: puede causar anemia, ya que los glóbulos rojos inmaduros no pueden llevar suficiente oxígeno a los tejidos. Por lo tanto, una sensación frecuente de cansancio o fatiga sería algo común en una persona con deficiencia de B_{12}. El ácido fólico puede corregir la anemia, enmascarando así la deficiencia de B_{12}: Se puede produci daño neuroloógico permanente si no se corrige esta deficiencia. Debería consustarse al médico si se sospecha de anemia.

La deficiencia de B_{12} puede estar involucrada en el desarrollo de la demencia en los adultos mayores, y también se relaciona con los problemas del equilibrio.

La gente que no puede absorber la vitamina B_{12} que consume, y los vegetarianos estrictos que no comen carnes rojas, pescado, huevo, leche o productos lácteos, o alimentos fortificados, están en alto riesgo de desarrollar deficiencia de B_{12}. El cuerpo sólo necesita una pequeña cantidad de esta vitamina. La vitamina B_{12} se destruye fácilmente en el microondas. Los síntomas de deficiencia de B_{12} en los adultos pueden tardar años en volverse perceptilbles, ya que el hígado la almacena para su uso posterior. Sin embargo, los síntormas desarrollo neurológico anormal en lactantes, hijos de vegetarianas estrictas, pueden aparecen rápidamente.

La mejor fuente natural de B_{12} es el hígado de vacuno. Otras buenas fuentes, desde la más abundante a la menos, son: trucha, salmon, carne de vacuno, bacalao, almejas, atún envasado en agua, y en mucho menores cantidades, leche, yogurt, queso, huevos, cerdo y pollo. Las fuentes vegetales están constituidas por la mayor parte de las algas, pero especialmente el nori y la espirulina (algas azules), la levadura y los alimentos fermentados (tempeh, miso, tofu), y algunas nueces. Las fuentes vegetales de B_{12} no son tan consistentes como las animales.

Para aquellos que no pueden obtener la B_{12} de fuentes naturales, la leche de soya fortificada o los suplementos vitamínicos tomados bajo supervision médica, pueden ser una altarnativa aceptable. La necesidad de tomarlos se considera rara.

Síntomas neurológicos de la deficiencia de B_{12}

Una de las funciones más importantes de la B_{12} en el cuerpo, es ayudar a formar la cubierta protectora, llamada la vaina de mielina (es decir, las células de Schwann) que va alrededor de los nervios. Estas células hacen que las fibras nerviosas del SNP (Sistema Nervioso Periférico) parezcan sartas de perlas.

Las células de Schwann son una de dos clases de células de apoyo en el SNP. El otro tipo de células se denominan satélite y rodea los cuerpos neuronales dentro de los ganglios (conjuntos de cuerpos celulares que se encuentran a lo largo de los nervios en el SNP). Se cree que ambos tipo de células de apoyo, proveen el aislamiento que requiere el flujo de la corriente eléctirca a lo largo de los nervios, pero su función aún no es muy conocida.

Cuando hay deficiencia de vitamina B_{12}, esta capa protectora no se desarrolla bien. Uno de los trastornos producidos por la deficiencia de B_{12} es la neuropatía en los pies y las extremidades inferiores. La definición de neuropatía es: "Cualquiera enfermedad del tejido nervioso, pero especialmente una enfermedad degenerative de los nervios". Los síntomas que la acompañan incluyen:
-- hormigueo
-- adormecimiento
-- pérdiad de la sensación (calor/frío)
-- a veces, una sensacón de quemadura

Puesto que la vitamina B_{12} puede ser almacenada en el hígado hasta por entre 3 y 5 años, para entregar pequeñas cantidades para las necesidades del cuerpo, los síntomas de deficiencia pueden demorar largo tiempo en notarse. Asimismo, la anemia perniciosa que también acompaña a esta deficiencia, puede estar enmascarada por la ingestión de ácido fólico. Si la anemia está oculta, y los síntomas de deficiencia no son tratados, se produce daño neurológico permante.

Siempre es importante consultar al medico en todo caso en que se sospeche de anemia. Él puede decirle si la anemia es causada por deficiencia de B_{12} o por otra causa. Nunca intente tratar la anemia sin la opinion de un medico. Nunca le de a un niño suplementos de hierro sin consejo profesional.

La deficiencia de B_{12} es generalmente el resultado de la incapacidad del estómago de producir el factor intrínseco, el cual es necesario para permitir que el cuerpo absorba la vitamina. Sin embargo, es posible tener deficiencia de B_{12} por no consumir alimentos animales, tales como vacuno, pescado o ave. Si una mujer vegetariana estricta está embarazada o amamantando, el feto o bebé están en alto riesgo de sufrir daño neurológico, debido a que puede no haber recibido B_{12} y por lo tanto, no tener reservas en su hígado. Sus síntomas se hacen evidentes poco después del nacimiento.

Peligros de la deficiencia de vitamina B_{12}

La vitamina B_{12} es una vitamina hidrosoluble esencial, que ingerimos a través de nuestro alimento. Principalmente está presente en alimentos de orígen animal, tales como carne de vacuno, mariscos, huevos y aves. La fuente más rica en B_{12} es el hígado de vacuno.

Dentro del cuerpo, la B_{12} funciona como coenzima (molécula orgánica necesaria para servir como catalizadora en una reacción química dentro de la células, pero especialmente en las del tracto digestive, el sistema nervioso y la médula ósea. -- Dentro de la médula ósea, la B_{12} es necesaria para la síntesis de ADN. Cuando no hay, los glóbulos rojos no se dividen, sino que siguen agrandándose.
-- En el sistema nervioso, la vitamina B_{12} forma parte de la construcción de la vaina de mielina. Cuando no está, se producen problemas neurológicos.
-- Se necesita una sustancia llamada factor intrínseco (un producto del estómago) para que la B_{12} sea transportada a través de la membrane intestinal.

La deficiencia de vitamina B_{12} lleva a un trastorno llamado anemia perniciosa. En la mayor parte de los casos, hay carencia de factor intríanseco.

La anemia es un trastorno en que la sangre tiene muy poca capacidad de llevar oxígeno a las células. Es un síntoma de un proceso patológico, no una enfermedad por sí misma. Los síntomas de la anemia incluyen: fatiga, palidez, respiración agitada, y sensación de frío.

Debiera consultarse al medico en caso de que se sospeche anemia. El ácido fólico puede corregir la anemia, enmascarando así la deficiencia de B_{12}. Puede producirse daño neurológico permanente si la deficiencia de B_{12} no es corregida.

Los suplementos vitamínicos de B_{12} están disponibles en varias formas: píldoras, inyecciones, parches, rociador/gel nasal y tabletas sublinguales. Los suplementos sólo debieran tomarse bajo la supervision de un profesional de la salud.

¿Se puede tomar demasiada B$_{12}$?

La respuesta corta a la pregunta, "¿Se puede tomar demasiada B$_{12}$?" es: "No que sepamos." En el punto en que se encuentran las investigaciones, no se ha identificado una cantidad tan alta de vitamina B$_{12}$ que, si se tomara, produciría daño.

Sin embargo, eso no significa que cantidades excesivas de B12 serían beneficiosas. Una de las funciones de esta vitamina es convertir las grasas y carbohidratos en energía. . . y ¿no sería beneficioso tener más energía? ¡Por cierto que lo sería! Pero a menos que se tuviera una carencia de vitamina B12, el tomar más cantidad, de cualquíier fuente, no tendría ningún efecto. En esencia, sería un desperdicio, ya que no se conseguiría el beneficio que se busca.

La B12 es una vitamina "esencial". Se la llama así porque el cuerpo no puede elaborar la vitamina B12. Debe obtenerse de alguna fuente externa, ya sea de los alimentos o de una vitamina sintética. Y, necesitamos sólo una pequeña cantidad de esta vitamina. Cuando tomamos más de lo que el cuerpo puede usar en el momento, el exceso se almacena en el hígado. Este puede almacenar el equivalente de 3 a 5 años de reservas para uso futuro. Este exceso es liberado lentamente, cada vez que se lo necesita. Este es el motivo por el que la deficiencia de vitamina B12 puede pasar desapercibida por largos períodos. El cuerpo está utilizando las reservas que tiene almacenadas.

Los bebés con deficiencia de vitamina B12, muestran signos de ella rápidamente luego del nacimiento. Esto se debe a que no tienen ninguna reserva a la que su cuerpo pueda acudir.

Los suplementos de B12 vienen en diversas formas. Hay píldoras, parches, rociador y gel nasal, pastillas sublinguales y líquido para inyecciones. La mejor forma de B12, por cierto, es la comida, principalmente los productos animales, carne, pescado y aves. La deficiencia es causada por la incapacidad de absorber la vitamina. Los vegetarianos que no comen productos animales están también en riesgo de tener deficiencia de la vitamina. Los suplementos de B12 sintéticos pueden aliviar esta deficiencia.

Sobredosis de vitamina B

Hay cinco distintas vitsaminas B:
Tiamina – B1
Riboflavina – B2
Ácido pantoténico – B5
Piridoxina – B6
Cianocobalamina – B12

Para la mayoría de ellas, no existe una cantidad que se considere excesiva, excepto por la vitamina B6, la piridoxina. Es posible tener una sobredosis de piridoxina.

La piridoxina del cuerpo tiene tres piridinas como formas libre y fosforilada. Es estable al calor y a los ácidos, pero puede ser destruída por la alcalinidad y la luz. El cuerpo almacena muy poca cantidad de piridoxina.

Los alimentos que contienen piridoxina son principalmente la carne, las aves, el pescado, los granos enteros y los plátanos. En menor cantidad se encuentra en la patata, batata o camote, tomate y espinaca. La dosis diaria recomendada (RDA) es de 2 a 3 mg diarios.

La piridoxina (en su forma de enzima, piridoxal), realiza varias funciones importantes en el cuerpo. Junto con varias otras enzimas, la vitamina B6 actúa en el metabolismo de los aminoácidos ayudando a fabricar los músculos. Es también esencial para la conversión del triptófano en niacina, otra vitamina hidrosoluble. Otras funciones incluyen la glicogenolisis (la conversión de azúcares en energía), la formación de anticuerpos y de hemoglobina, y la degradación de la homocisteína.

Los síntomas de sobredosis de vitamina B6 incluyen una depresión de los reflejos o movimientos automáticos, adormecimiento y perdida de la sensación en manos y pies, dificultad en la marcha y daño neurológico.

Los niños con deficit de piridoxina pueden mostrar irritabilidad nerviosa, convulsiones, anemia, vómitos, debilidad y dolor abdominal.

Los adultos que tienen carencia de piridoxina pueden manifestar lesiones seborreicas (puntos negros, espinilllas alrededor de los ojos y la boca. Asimismo presentan un riesgo mayor de enfermedad cardíaca.

Efectos colaterales de la vitamina B12 (lista parcial)

La mayor parte de la gente no experimenta efectos colaterales serios de la vitamina B12. Consulte un médico si experimenta alguno de los siguientes síntomas (lista parcial)

-- dolor y/o enrojecimiento en el lugar de la inyección
-- diarrea leve
-- picazón
-- sensación de hinchazón en todo el cuerpo
-- bajo nivel de potasio
-- calambres musculares
-- debilidad muscular
-- alteraciones del ritmo cardíaco

Referencias
Marieb, Elaine N., Human Anatomy & Physiology 5th edition. ©2001.
Google

Precauciones referentes a la vitamina B12

Es siempre mejor obtener las vitaminas del alimento que consumimos. Esta es la forma en que los nutrientes son más fácilmente asimilados por el cuerpo. Sin embargo, por varias razones esto a veces no es posible. Los suplementos de vitaminas sintéticas son necesarios. Desafortunadamente, hay ciertos peligros (efectos colaterales) asociados al uso de sustitutos farmacéuticos de las sustancias naturales. Esos peligros están descritos en los envases con un letrero que dice "Precaución"

Cianuro:

La vitamina sintética se encuentra disponible como cianocobalamina, uno de cuyos componentes es el cianuro, o como metilcobalamina, que no incluye cianuro en su composición. Hay desacuerdo entre los expertos acerca de si es dañino o no ingerir el cianuro en esta forma, por lo que la mayoría de los fabricantes han optado por usar la forma de B12 sin cianuro en su elaboración

Alergias:

La vitamina B12 sintética contiene cobalto. Algunas personas son alérgicas al cobalto. Algunas pueden ser alérgicas a los ingredientes inactivos del compuesto. Las reacciones alérgicas graves a este medicamento son raras. Los síntomas incluyen irritación de la piel, picazón/hinchazón (de la cara, lengua y garganta), mareo y dificultad para respirar.

Aluminio

El producto puede contener aluminio, el cual se acumula en el cuerpo, pudiendo causar problemas degenerativos de la memoria. Una acumulación de aluminio en el cerebro se asocia con la enfermedad de Alzheimer. El riesgo de daño es mayor en los recién nacidos y personas con problemas a los riñones, si se usa por períodos prolongados. Los síntomas de exceso de aluminio incluyen: debilidad muscular, dolor a los huesos y alteración de las facultades mentales.

Enfermedad de Leber:

La enfermedad de Leber puede empeorar si se toman suplementos vitamínicos de B12

Embarazo y lactancia:

Evite usar suplementos de vitamina B12, si es posible, durante el embarazo y la lactancia. La vitamina B12 sintética puede pasarse al bebé a través de la leche materna

Alimentos con vitamina B

Hay dos clases de vitaminas
1) liposolubles
2) hidrosolubles

Las 5 vitaminas B son hidrosolubles
Fuentes de vitaminas B
B_1 = tiamina – Fuentes: carnes magras, pescado, huevos, granos enteros, verduras de hoja verde, legumbres.
B_2 = riboflavina – Fuentes muy variadas: hígado, levadura, clara de huevo, granos enteros, legumbres, leche (una de las fuentes principals de riboflavina)
B_5 = ácido pantoténico – Fuentes: ¡En todas partes! Alimentos animales, granos enteros, legumbres. Fuentes especialmente abundantes son el hígado, la levadura, la yema de huevo, la carne, y también es producido por la flora intestinal
B_6 = piridoxina – Fuentes: carne, aves, pescados, granos enteros, plátanos. Fuentes menos abundantes son las papas, camotes, tomates y espinacas
B_{12} = cianocobalamina – Fuentes: hígado, carne, pescado, productos lácteos (excepto la mantequilla), huevos, algas, levadura, alimentos fermentados, algunas nueces

Fuentes animales principales de vitamina B_{12}:
-- hígado de novillo
-- mariscos
-- carne de vacuno
-- yogurt
-- leche
-- queso
-- cordero
-- cerdo
-- pollo

Fuentes fortificadas de B_{12}:
--Cereales de desayuno fortificados

Como puede verse arriba, cada vitamina B está disponible para todos los que coman carne o pescado. La tiamina (B_1) es rápidamente destruída por el calor. La riboflavina (B_2) es destruida por los rayor UV, la luz visible y los medios alcalinos. La piridoxina (B_6) es estable al calor y a los ácidos, pero es destruida por lo alcalino y la luz. El ácido pantoténico (B_5) es bastrante estable, perdiendo poca actividad durante el cocimiento, excepto en soluciones ácidas o alcalinas. La cianocobalamina (B_{12}) es estable al calor, pero es inactivada por la luz y por una solución fuertmemente ácida o alcalina.

Cada vitamina diferente tiene su función especial dentro del cuerpo. Todas son necesarias, ya que no puede reemplazarse una por otra. De la que existen menos fuentes es la vitamina B_{12}.

La deficiencia de cualquiera de las vitaminas del complejo B es muy poco común. Cuando ocurre, se debe a problemas de absorción o vegetarianismo estricto. Esta se puede corregir tomando suplementos vitamínicos bajo supervisión médica.

Fuentes vegetales de B$_{12}$.

La mayor parte de las fuentes de B$_{12}$ se encuentran en los alimentos animales. Sin embargo hay algunas fuentes vegetales: cereales fortificados, suplementos, algas (especialmente el nori y la espirulina), algunas nueces, la levadura y los alimentos fermentados

La major alternativa para los vegetarianos que no viven cerca de la costa, donde hay abundancia de algas, son los cereales fortificados y los suplementos vitamínicos. Las fuentes vegetales de B$_{12}$ son menos confiables

Los cereales de desayuno fortificados: Los cereales deshidratodas se suelen tomar co leche y azúcar. La leche provee de algo de B$_{12}$, pero los vegetarianos estrictos no toman leche. Consumen leche de soya en lugar de leche de vaca.

Suplementos: Los suplementos de B$_{12}$ vienen en diferentes formas, tales como píldoras, tabletas sublinguales, parches, gel o rociador nasal e inyecciones.

Las pildoras son las menos confinable, ya que se require que haya factor intrínseco (un producto del estómago) en cantidades suficientes para permitir que la vitamina atraviese la mucosa intestinal para ser absorbida por el cuerpo. Todas las otras vías evitan el paso por el estómago, y entran directo al torrente sanguíneo.

Hay dos tipos de suplementos farmacéuticos disponibles de B$_{12}$.
1) cianocobalamina
2) metilcobalamina

La estructura química de la cianocobalamina contiene cianuro (una poderosa base que es venenosa), y cobalto (un mineral), Hay desacuerdo entre los expertos respecto a si ingerir cianuro en esta forma es o no dañino para el cuerpo. Debido a esto, algunos fabricantes han escogido usar la metilcobalamina en sus formulas. Ésta prove la B_{12} necesaria, pero sin el cianuro.

Si está planeando ponerse las inyecciones, éstas debieran ponerse en un músculo grande (glúteos o muslos), y no en el brazo. Esto se debe a que la inyección puede producir un pequeño enrojecimiento y dolor en el lugar donde se coloca. Algunas personas se quejan de debilidad muscular si se han puesto la inyección en el brazo.

Los suplementos de B_{12} sólo debieran tomarse bajo supervisión médica.

Inyecciones de vitamina B12

En los EEUU de América se venden varias marcas de inyecciones de vitamina B_{12}: Cobal, Cyanoject, Cyomin, Vibal, Vitamin B_{12}

La vitamina, B_{12} ayuda a crear nuevas proteínas, así como a convertir grasas y carbohidratos en energía. Los síntomas de su carencia pueden incluir anemia perniciosa, problemas estomacales y/o daño neurológico permanente. Para aquellos que necesitan más B_{12}, las inyecciones representan una manera más eficiente de obtenerla que las píldoras, debido a que no requieren la presencia del factor intrínseco -- sustancia del estómago, que a veces falta -- ya que entregan la vitamina directamente en el torrente sanguíneo.

Inyecciones de B_{12} para adelgazar

Puede haber oído que las inyecciones de vitamina B_{12} sirven para perder peso. Es cierto que algunos programas para adelgazar ofrecen inyecciones de B_{12} como parte de su régimen, pero no hay evidencia de que ayuden a adelgazar. La idea que hay detrás es que las inyecciones le darán más energía e incrementarán su metabolismo, ayudándolo a hacer más ejercicio, y así perder peso.

Sin embargo, a menos que tenga una deficiencia de B_{12}, tomar más en cualquier forma (píldora, rociador nasal, parche, sublingual o inyección) no aumentará su nivel de energía.

Inyecciones de B_{12} para el dolor

Se usa también la B_{12}para reducir el dolor. Este parece ser un uso legítimo de la vitamina, especialmente para el dolor de la parte baja de la espalda. También se pueden usar tabletas sublinguales o gel nasal.

Inyecciones de B_{12} para los acúfenos (tinnitus)

Los acúfenos son sonidos (zumbidos, timbres, murmullos, pitidos) que escuchan las personas sin que haya una fuente externa. La teoría es que estos sonidos son causados por los glóbulos rojos agrandados que se desarrollan de esa manera debido a la deficiencia de B_{12}. Una provisión extra de B_{12} en inyecciones ayuda al cuerpo a formar la capa de mielina alrededor de los nervios, eliminando así los molestos ruidos.

Las inyecciones de vitamina B_{12} deberían ser puestas en un músculo grande, como los glúteos o los muslos, no en el brazo. Ésta puede causar dolor o enrojecimiento en el lugar de la inyección, e incluso una sensación de debilidad muscular. Estos efectos disminuyen si la inyección se pone en un músculo más grande.

No intente diagnosticar y/o tratar un problema médico Ud. mismo/a. Siempre consulte un profesional de la salud.

Cómo poner inyecciones de B_{12}

Poner inyecciones no es difícil. Quizá la mejor manera de aprender es pedirle a una enfermera que le enseñe. Ella puede observar cómo lo está haciendo y decirle si está cometiendo algún error. Una vez que lo ha hecho bien una o dos veces, se sentirá confiado/a de poder hacerlo por sí mismo/a sin problema.

Aquí le doy los pasos básicos, pero le aconsejo buscar ayuda profesional al principio.

.

1° paso
Junte sus herramientas: Necesitará una ampolla de B_{12}, una jeringa con una buena aguja, protegida por una cubierta, povidona yodadada (Betadine) o alcohol, y algodón o gasa estéril. Observe la ampolla. No la use si se ven partículas flotando, o un cambio de color.

2° paso
Saque la cubierta de la ampolla de B_{12} y eche unas gotas de povidona yodada sobre la tapa de goma. Déjela allí por cinco minutos para que mate cualquier bacteria que esté presente. Luego use una punta de la gasa o motita de algodón para absorber la povidona yodada. No toque la goma donde pondrá la aguja con la gasa.

3° paso
Tome otra mota de algodón y mójela en alcohol. Limpie el área de su cuerpo donde pondrá la inyección. Deje que el alcohol se seque.

4° paso

Saque la cubierta de la aguja. Tire del émbolo hacia afuera para que entre aire en la jeringa. Meta la aguja en la ampolla, y empuje hacia adentro el émbolo para meter el aire en la ampolla. No retire la aguja. Ponga la ampolla cabeza abajo. Ubique la aguja en el líquido, cerca de la tapa de goma. Empuje el émbolo hacia afuera para llenar la jeringa de vitamina B_{12}. Mire las líneas en la jeringa y ponga un poquito más de la dosis correcta. Saque la aguja de la ampolla, y mantenga la aguja mirando hacia arriba. Sacúdala un poquito para que el aire suba cerca de la aguja. Empuje hacia adentro el émbolo para sacar el aire y llegar a la dosis exacta.

Si la aguja se dobla o se quiebra en el proceso, descarte todo y comience de nuevo.

5° paso
Agarre un buen pedazo de músculo del muslo o glúteo. Tire un poquito hacia afuera del émbolo para asegurarse de no haber entrado a una vena. Si no ve sangre en la jeringa, empuje el émbolo hacia adentro. Saque la aguja con la jeringa. Vuelva a poner la cubierta de la aguja. Guarde la jeringa usada en un contenedor sellado. Cuando éste esté lleno, lleve las jeringas descartadas donde su médico para que sean eliminadas. No eche jeringas usadas en la basura.

Nunca trate de diagnosticar o tratar un problema médico por su cuenta. Consulte con un profesional de la salud. No se ponga inyecciones de B_{12} sin supervisión médica.

Puede experimentar enrojecimiento o dolor en el lugar de la inyección. Otros efectos secundarios pueden ser diarrea suave, picazón o una sensación de hinchazón en todo el cuerpo. Si estos persisten o empeoran, acuda a su médico.

Otra vitamina importante – la vitamina D

La vitamina D y los beneficios del sol para la salud

Si bien el complejo B es muy importante para la salud, así como para la calidad de vida, todas las otras vitaminas son igualmente importantes.

La luz del sol ha adquirido mala reputación durante los últimos años. Se la ha acusado de causar cáncer, de resecar la piel y de producir arrugas y envejecimiento prematuro. Bueno, se dice que la luz de sol verdadera es "mala", pero la industria de los solariums parece estar floreciendo, especialmente en lugares soleados como Arizona. Pienso que es un poco curioso, ¿no lo cree?

Esta loca moda de "¡abajo el sol!", fue iniciada en el año 1986 por un agente de publicidad llamado Joe Sugarman, quien necesitaba un "gancho" para vender un tipo especial de anteojos de sol, los BlueBlocker. Su "gancho" consistía en que estos anteojos lo protegían a uno de los "rayos de sol dañinos". Él dice que "antes de que este anuncio se publicara, no había nada en la prensa normal acerca del daño de los rayos ultravioletas (UV)".

Ahora, la gente se baña en bloqueadores solares y trata de evitar el sol todo lo que puede. He visto incluso a las madres cubriendo los coches de sus bebés con mantas, para protegerlos de la luz del sol. Sé que creen estar haciendo algo bueno. . . ¡pero no es así! El resultado es una deficiencia severa de vitamina D

Los profesionales de la salud y otras organizaciones a menudo advierten del peligro de tomar demasiado sol. Sus preocupaciones son razonables, pero a veces exageradas. Es verdad que el riesgo de cáncer a la piel aumenta con la mayor exposición, especialmente para las personas de piel clara. Pero la falta de exposición puede ser aún más dañina. La clave es la moderación

Los niveles moderados de exposición solar hacen posible que la piel sintetice vitamina D, la cual es transportada por el cuerpo para cumplir una variedad de funciones vitales. Una de ellas, contribuir a la formación de los huesos, es bien conocida. La vitamina D, en conjunto con el calcio, aumenta la densidad ósea, lo cual es esencial, ya que provee la estructura esquelética que es necesaria para la estabilidad y movimiento de los músculos.

Pero hay otras. Un nivel adecuado de vitamina D ayuda a reducir el riesgo de cáncer de mamas y al colon, de acuerdo a <a href="http://www.hsph.harvard.edu/nutritionsource/what-should-you-eat/vitamin-d/index.html" target="_blank">studies reported by the Harvard School of Public Health</a>.

Algunos estudios incluso sugieren que puede disminuir la tasa de mortalidad. La vitamina D fortalece el sistema inmunológico, regula los niveles de insulina, y controla la presión sanguínea

Esta necesaria vitamina se produce naturalmente cuando se expone la piel al sol. La radiación ultravioleta atraviesa las capas exteriores y energiza una molécula llamada dehidrocolesterol-7, que se encuentra en la epidermis. Las preocupaciones acerca de la exposición al sol se refieren a la relación entre la absorción de radiación UV y el cáncer de la piel. Por eso es que la moderación es tan importante para conseguir los beneficios sin riesgo.

Los beneficios del sol comienzan antes de lo que uno se imagina. Estudios recientes, con muestras grandes y de largo plazo que se han llevado a cabo en Inglaterra (<a href="http://www.dailymail.co.uk/health/article-1135104/The-sunshine-babies-Children-grow-taller-pregnant-mothers-enjoyed-summer-sun.html" target="_blank">large-scale, long-term studies</a>), muestran que las madres embarazadas que han recibido luz del sol de manera moderada, han tenido hijos más altos (hasta medio centímetro o 1/5 pulgadas más), y con densidad ósea más alta.

Aquellos que viven en las áreas más septentrionales, al contrario de exponerse demasiado, a menudo se exponen demasiado poco a los rayos solares. De acuerdo a una estimación del New England Journal of Medicine (Holick, 2007, 357; 266-81), casi mil millones de personas en el mundo tienen niveles inadecuados de vitamina D. La luz del sol que alcanza la tierra es más débil en las regiones polares. Esto afecta más a los países del hemisferio norte por tener áreas pobladas en esas zonas. La luz solar también es menor en los climas con mucha neblina o nubes. Tienen poca luz solar Inglaterra, Canadá y la parte norte de los EEUU de América (sobre la línea que va de San Francisco a Filadelfia)

Las personas con piel más oscura también tienden a recibir menos beneficio de la exposición al sol, ya que la mayor concentración de melanina hace que se haga menos eficiente el proceso de producción de vitamina D. La melanina filtra la radiación UV hasta cierto punto. También esto sucede con las personas de edad, cuyos cuerpos no la producen tan eficientemente. Cuánto sol se debe tomar variará, naturalmente, de persona a persona. En promedio, al menos 15 minutos al día con tiempo soleado es lo que necesita la mayoría de las personas.

Para los que viven en climas que no cooperan, o cuyo cuerpo trabaja menos eficientemente, los suplementos de vitamina D pueden ayudar. Éstos vienen en muchas formas, incluyendo extracto de aceite de hígado de bacalao y formas sintéticas de la vitamina D2 (ergocalciferol) y vitamina D3 (colecalciferol). Solamente el ingerir leche o queso (el cual también es alto en grasas), raramente proveerá de la cantidad necesaria. La vitamina D3 es tres veces más potente que la D2, y ambas son saludables consumidas en la cantidad apropiada.

Referencias
1. *The AdWeek Copywriting Handbook* por Joseph Sugarman. p. 255. © 2007.

Marieb, Elaine N., Human Anatomy & Physiology 5th edition. ©2001.

Google

EXCENCIÓN DE RESPONSABILIDAD

Este lIbro tiene solamente propósitos informacionales y educacioneles, de manera que Ud. aprenda más acerca de este tema.

La información que se entrega en **Signos de Deficiencia de vitamina B12** NO TIENE LA INTENCIÓN DE PROVEER CONSEJO MÉDICO, O TRATAR O CURAR NINGUNA ENFERMEDAD O PROBLEMA DE SALUD, NI DE OFRECER ALGÚN DIAGNÓSTICO ESPECÍFICO A NINGÚN INDIVIDUO. Se debería siempre consultar a un profesional antes de hacer cambios en la dieta o tomar ningún tipo de medicamento.

NO soy una profesional de la salud. Mi formación fué en la Psicología Clínica y en el Coaching Profesional. Sin embargo, tuve educación a nivel universitario en Biología, Fisiología Humana y Nutrición, y he realizado investigación independiente en este ultimo tema.

Si bien he hecho un esfuerzo significativo para proveer de información exacta, la informacion que se da aquí sobre este tema NO debería ser considerada completa y exhaustive sobre el tema, y ME EXIMO DE CUALQUIER RESPONSABILIDAD O PÉRDIDA EN RELACION CON EL USO DE LA INFORMACIÓN CONTENIDA EN ESTE LIBRO. LA RESPONSABILIDAD SOBRE EL USO DE CUALQUIER INFORMACIÓN QUE AQUÍ SE ENTREGUE ES TOTALMENTE SUYA

Nunca debiera ignorar el consejo medico, o demorarse en buscarlo, debido a algo que leyó aquí. Esta información no tiene la intención, ni debería ser usada como reemplazo de una visita a, o consejo de un medico u otro profesional de la salud calificado.

Sobre la autora

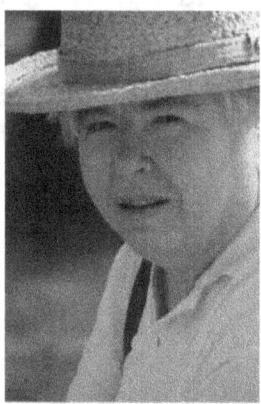

En 1975, mi esposo, mis dos pequeñas hijitas y yo, vivíamos en un apartamento en el distrito de Hyde Park de Chicago. Mi esposo tenía diabetes y asma, y me di cuenta de que no sabía mucho sobre comida saludable, ni sobre la mejor manera de alimentar a mi familia. Siempre había sido una estudiante más o menos buena, habiéndome graduado unos pocos años antes en Psicología Clínica en la Universidad de Bradley.

Mi segunda área de especialidad en mi pregrado fué en Biología. Luego hice trabajo de postgrado también en Biología, con énfasis en la anatomía y fisiología humanas. Tembién he hecho una considerable investigación independiente en esta área, así como sobre los alimentos, simplemente porque me gusta y para ayudar a mi esposo con su diabetes tipo 2. Mi ultimo libro, *Cómo comer saludable – alimentos para comer . . . alimentos para evitar* , está disponible en Amazon.com – (English publication only)

EXTRACTO de Cómo comer saludable – alimentos para comer . . . alimentos para evitar: (book only available in English)

Cuando sobra la comida, qué es la

DESNUTRICIÓN CONTEMPORÁNEA

Cuando una persona común escucha el término "desnutrición", generalmente se imagina una persona, un niño o un adulto, con piernas como palillos, el abdomen hinchado, y las moscas paseándose por toda su cara y metiéndosele a los ojos. La persona no tiene la energía suficiente para levantar su brazo para espantarlas. Sin embargo, este es solo un tipo de desnutrición. La otra es la obesidad. Ambas son dañinas. La desnutrición, por lo tanto, puede ser definida como una desviación de la nutrición desde aquella que favorece el funcionamiento biológico sano.

.

La desnutrición del cuerpo, es decir de todo el organismo, comienza con la desnutrición de las células individuales que lo componen.

El modelo actual, tradicional para identificar la desnutrición es:

Desnutrición: una insuficiencia de uno o más de los elementos nutritivos necesarios para la salud y el bienestar.
-- Desnutrición primaria -- Causada por
-- (1) insuficiencia de alimentos (como sucede cuando la economía está mala, hay sequía o sobrepoblación)
-- (2) cuando hay abundancia de alimentos, por los malos hábitos alimenticios

-- Desnutrición secundaria -- Causada por la incapacidad de absorber nutrientes esenciales
Esto significa que el cuerpo no puede _usar_ los nutrientes que están disponibles en el alimento
-- (1) como en las enfermedades del tracto intestinal, de la tiroides, el riñón, el hígado o el páncreas.
-- (2) por requerimientos alimenticios mayores (crecimiento, heridas, quemaduras, procedimientos quirúrgicos, embarazo, lactancia o fiebre); o
-- (3) por excesiva excreción (diarrea)

Este modelo necesita ser revisado para incluir dentro de la "desnutrición primaria":
-- (3) la situación en que el alimento sobra, pero **está desprovisto de micronutrientes naturales**

Los **micronutrientes** son las vitaminas, minerales, fitoquímicos, flavonoides, etc. que están presentes en los alimentos no procesados naturales frescos. Son muy delicados y son fácilmente destruidos por el calor, la refinación, y otros procedimientos para procesar alimentos, así como ciertas prácticas agrícolas.

Los **macronutrientes** son las grasas, carbohidratos y proteínas que proveen las calorías que el cuerpo almacena como grasa o usa como energía. Son muy estables y no se alteran ni destruyen fácilmente.

Cuando los gurús de la nutrición hablan de "nutrientes", generalmente se están refiriendo a la variedad "macro", y es aquí de donde surge la confusión. Puesto que los alimentos naturales consisten TANTO en micro COMO en macro nutrientes, cuyas funciones en el cuerpo son muy diferentes, y puesto que Ud. PUEDE comer los unos sin los otros (como sucede por ejemplo con los productos altamente refinados) creo que es de fundamental importancia que estos profesionales sean específicos acerca de a qué tipo de nutrientes se están refiriendo.

Cuál es el razonamiento tras este cambio que se propone

Desde los comienzos de la agricultura (alrededor del 10,000 AC), hasta 1840 DC, cuando Liebeg introdujo su teoría NPK (nitrógeno, fósforo, potasio) del crecimiento de las plantas, los únicos alimentos (de entre los cientos de ingredientes disponibles) que eran consumidos normalmente en estado refinado (con su contenido de nutrientes significativamente disminuido o eliminado) eran: el azúcar refinada (la que se produce desde antes del 510 AC), la harina de trigo blanca refinada (desde antes de 150 AC), y los aceites de oliva refinados, otra práctica antigua. La producción de aceite de oliva comenzó alrededor del año 5.000 AC, pero aún no he encontrado referencias acerca de cuándo comenzó a usarse masivamente como producto refinado. Éstos eran, y aún son, alimentos de primera necesidad.

Cuando éstos eran los únicos alimentos deficitarios de micronutrientes que se consumían regularmente, su influencia sobre la nutrición celular era pequeña. La conservación de alimentos, otra práctica ancestral, también disminuye el contenido natural de micronutrientes, pero en mucho menor grado que la refinación, El consumo de una gran mayoría de alimentos no tratados, ricos en micronutrientes, compensa las deficiencias nutricionales de los alimentos tratados.

Se postula que los azúcares que ingresan a las células y que no contienen suficientes micro nutrientes naturales para alimentar adecuadamente las células ´para el trabajo que deben realizar en vías a sostener la salud y la vida, les producen un daño limitado, pero acumulativo. A la larga, este daño se manifiesta en los síntomas de las llamadas enfermedades relacionadas con la alimentación.

Las enfermedades relacionadas con la alimentación son: cáncer, hipertensión, enfermedad a los riñones, enfermedades coronarias, obesidad (la cual no es realmente una enfermedad), diabetes, derrame cerebral y colesterol elevado (el cual tampoco considero una enfermedad).

Históricamente, solo los individuos más susceptible genéticamente mostraban síntomas evidentes de enfermedades relacionadas a la alimentación, es decir, diabetes y enfermedad a los riñones – ambas, enfermedades antiguas.

Con la llegada de la agricultura química, el valor en cantidad de micronutrientes de los alimentos cultivados mediante este método, se redujo ligeramente. Al alimentar con estos productos a los animales que nos servían de alimento, el valor nutritivo de estos animales, para aquellos que estamos en la parte superior de la cadena alimenticia, se redujo también ligeramente. (¿Puede apreciar como este daño se vuelve acumulativo ?)

# # #

Este es el fin del extracto, pero no el final de esta conversacipon. Para más información acerca de Cómo comer saludable – alimentos para comer . . . alimentos para evitar, visite su página de Amaxon – (How to Eat Healthy – English publication

Español Libros (Spanish language Books) –

Available or Coming Soon

Haga click aquí para ir a mi página de Amazon -- http://amzn.to/MIKKpJ

El Fideicomiso – fábula con moraleja

Pequeños Misterios– cuento

Joyas Hechas a Mano Paso a Paso – diseños originales para nivel principiantes e intermedio

Joyas Artesanales Galeria de fotos – Joyas fundidas – joyas forjadas

Joyas de Alambre - Galería de fotos – Diseños originales

Creaciones en Madera- Galería de fotos – joyeros, biombos, ideas de almacenaje

Quilts Estilo Bargello - Galería de fotos – tapices de quilt

Quilt Tren en Bargello– instrucciones para cortar y coser

Vende tuTrabajo – como transformar tu arte en negocio

La Psicología del Éxito – cómo tener éxito al tratar de cambiar tu apariencia

Huerto sin Esfuerzo – para jardinería en el suelo, elevada o en contenedor

Como Comer Sano – comidas para comer…comidas para evitar

La Verdad Acerca del Aceite de Oliva– beneficios, métodos de curación, remedios

Fotos de Bebés Libro de Números para Niños entre 2 y 5 Años

3 Recetas de Pie de Frutas -- Manzana, Cereza, Caqui fresco

ABCs de Navidad – Para niños de 2 a 5 años

Libros de Recetas de Cocina Kindle

3 Recetas de Pie de Frutas – manzana, cereza, caqui duro

Receta de Chuletas de Cerdo en Barbacoa

13 Recetas de Tomate Fáciles – Superallimentos naturales ricos en licopeno para la mejorar la salud del corazón y proteger contra el cáncer

Libros para Niños de 2 a 5 años

ABCs de Navidad – Tiernas ilustraciones de animales *Fotos de Bebés Libro de Números* y de Contar -- fotos de bebés y números

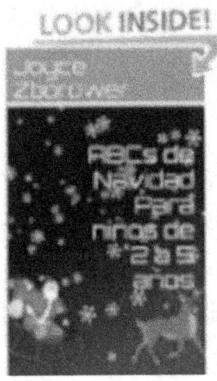

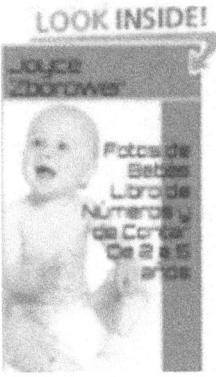

Otros libros de Joyce Zborower:**Haga** Click Aquí

¿Preguntas y comentarios?

Me encantaría escuchar lo que Ud. piensa.
Envíeme un email a admin@hunting4clients.com

Lo último antes de que se vaya.

Gracias por comprar *Signos de Deficiencia de Vitamina B12* – Quén está en riesgo – Por qué – Qué se puede hacer. Si lo disfrutó o lo encontró útil, ¿podría tomarse unos momentos para hacer una breve revision en la página de Amazon?

Si cree que vale la pena compartir el librro, ¿podría por favor dárselo a conocer a sus amigos en Facebook y Twitter? Si el libro hace una diferencia en sus vidas, le estarán por siempre agradecidos.

Yo también lo estaré.

Todo lo mejor
Joyce Zborower

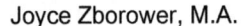
Joyce Zborower, M.A.

www.ingramcontent.com/pod-product-compliance
Lightning Source LLC
Chambersburg PA
CBHW070828290526
45795CB00002B/871